CONTRIBUTION A L'ÉTUDE

DES

FRACTURES DE L'OLÉCRANE

PAR

Ernest ANDRÉ,

Docteur en médecine de la Faculté de Paris,
Aide-major stagiaire au Val-de-Grâce,
Lauréat de l'École de Nancy (années 1870-1871 et 1871-1872).

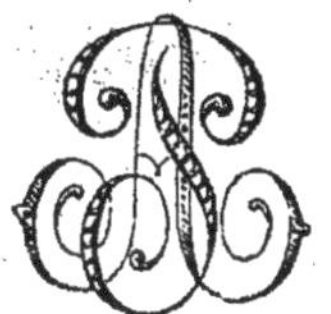

PARIS
A. PARENT, IMPRIMEUR DE LA FACULTÉ DE MÉDECINE
RUE MONSIEUR-LE PRINCE, 29-31

1875

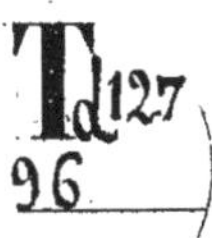

CONTRIBUTION A L'ÉTUDE

DES

FRACTURES DE L'OLÉCRANE

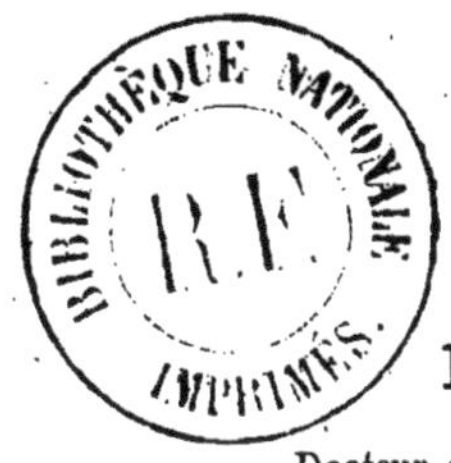

PAR

Ernest ANDRÉ,

Docteur en médecine de la Faculté de Paris,
Aide-major stagiaire au Val-de-Grâce,
Lauréat de l'École de Nancy (années 1870-1871 et 1871-1872).

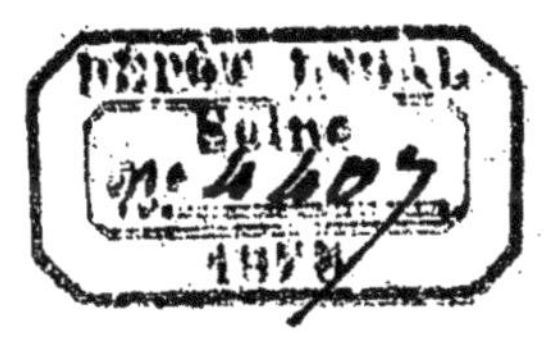

PARIS
A. PARENT, IMPRIMEUR DE LA FACULTÉ DE MÉDECINE
RUE MONSIEUR-LE-PRINCE, 29-31

1875

CONTRIBUTION A L'ETUDE

DES

FRACTURES DE L'OLÉCRANE

Dans le courant de nos études, nous eûmes l'occasion d'observer quelques fractures de l'olécrâne. La difficulté avec laquelle on est parvenu à porter le diagnostic dans certains cas et dans tous à traiter cette lésion, a vivement éveillé notre attention.

Et déjà nous avions l'intention d'en faire l'objet d'une étude particulière, quand un nouveau mode de traitement, institué par M. le professeur agrégé Pingaud, et le résultat favorable obtenu par le procédé de notre maître, nous engagea plus fortement encore à en faire le sujet de notre thèse inaugurale.

Qu'il nous soit permis de remercier M. Pingaud des renseignements qu'il a bien voulu nous donner.

Tout d'abord, nous n'avions l'intention que de nous occuper du traitement et des différentes méthodes qu'il comporte.

Mais nous nous sommes aperçu qu'il était impossible de n'aborder que cette partie de l'histoire de cette lésion, sans la faire précéder de l'étude très-importante aussi des autres points qui ont rapport aux fractures de l'olécrâne.

CHAPITRE PREMIER.

ÉTIOLOGIE.

La position superficielle de l'olécrâne, sa situation au sommet d'un angle qui, dans les chutes, a souvent à supporter tout le poids du corps, pourrait faire penser que ces fractures doivent être très-communes.

Cependant Malgaigne les considère comme rares, et sur 35 cas relatés par ce chirurgien, 9 seulement lui appartiennent, qu'il a rencontrés dans l'intervalle de onze années de pratique à l'Hôtel-Dieu.

D'un autre côté, dans la statistique des hôpitaux de Paris, pour l'année 1874, nous en trouvons 11 cas.

Et dans l'ouvrage de Gurtl (1) nous en rencontrons 59 cas relatés. A savoir : Malgaigne, 9 cas en onze années ; — Middeldorf, 6 de 1849 à 1853, à Breslau ; — Lonsdale, 30 en six ans, à Londres ; — Blasius, 13 en vingt-cinq ans ; — Gürtl, 16 de 1851 à 1856, à Berlin.

La cause sans contredit la plus fréquente, est une chute sur le coude, pourvu toutefois que l'avant-bras soit fléchi sur le bras. Sur les 35 blessés dont parle Malgaigne, 27 avaient été produites dans cette circonstance ; et sur 10 cas, que nous citons plus loin, 9 sont dus à cette cause.

Comme moins fréquentes, signalons les causes suivantes : coup pied de cheval, coup de sabre, de bâton. La faible étendue de l'olécrâne et sa position à la face postérieure du corps expliquent suffisamment la rareté de ces faits.

Les fractures par contraction musculaire sont loin d'être

(1) Handbuck der Sehre von den Knocherbrüchen, p. 7.

communes. Malgaigne n'en cite que 5 cas. Capiomont, dans sa thèse inaugurale (Paris an XI), dit en avoir vu un exemple chez un canonnier; Bottentuit chez un cavalier dans un effort pour frapper son cheval; Richerand chez un homme qui voulait lancer une boule avec force; Blandin (*Gazette des Hôpitaux*, 1845) l'a observée dans une circonstance analogue. Monteggia nous apprend qu'une femme italienne voulant souffleter sa femme de chambre, éprouva une douleur violente dans le coude qui l'empêcha d'achever son mouvement : elle s'était fracturé l'olécrâne.

Les hommes y sont plus exposés que les femmes; les 11 cas observés dans les hôpitaux de Paris, s'étaient produits chez des hommes.

Dans un cas de tentative de réduction d'une vieille luxation, nous avons vu se produire une fracture de cette apophyse; et même c'est grâce à cette solution de continuité, que le chirurgien put remettre en place les surfaces articulaires.

Enfin, dans les luxations du coude; l'olécrâne se sépare souvent du reste du cubitus. Cette lésion s'observe surtout dans les cas de luxation complète en avant : il paraît impossible, en effet, que l'olécrâne aille se loger sur la face antérieure de l'extrémité inférieure de l'humérus.

Velpeau (1), M. le professeur Richet (2) ont rapporté chacun un exemple de fracture de l'olécrâne accompagnant les luxations du coude.

CHAPITRE II.

DIVISION DES FRACTURES.

Boyer et Malgaigne décrivent trois variétés de fracture : elles siégent à la base, au sommet ou à la partie moyenne.

(1) Journal des connaissances médico-chirurgicales, 1845.

(2) Archives de médecine, 1829.

Celles du sommet sont situées un peu au-dessous de l'insertion du tendon du triceps.

Les deux autres variétés partent d'un même point qui, correspondant à la partie la plus rétrécie de l'olécrâne, est facile à reconnaître chez le cadavre ; parce que du côté de la portion articulaire de l'os, on remarque un fibro-cartilage qui limite les vraies surfaces articulaires et que c'est le long de cette ligne que commencent ces fractures.

Si la fracture, partant de ce point, est horizontale, elle constitue la fracture de la partie moyenne (fracture du centre pour S. Cooper).

Si au contraire elle est oblique en bas et en arrière, elle rentre dans le groupe des fractures de la base.

Pour Desault, ces deux sortes de fractures ne forment qu'une variété. C'est pourquoi il ne reconnaît que les fractures de la base et celles du sommet.

Le plus souvent, qu'elles siégent à la base, au sommet, ou à la partie moyenne, on n'en observe qu'une seule sur le même malade.

Les fractures de la partie moyenne, quoique sur un plan perpendiculaire à celui de l'olécrâne, sont, en général, dirigées en bas et en dehors, ou en bas et en dedans. Au contraire, dans les variétés du sommet, le trait est généralement transversal. Quant à celles de la base, elles sont toujours obliques en bas et en arrière.

Nous ne mentionnons les fractures suivant la longueur que pour dire que nous n'en connaissons pas d'observation recueillie sur le vivant.

Les fractures de l'olécrâne sont simples dans l'immense majorité des cas. Elles peuvent cependant être compliquées de luxation de l'avant-bras, de fracture de l'épicondyle ou de l'épitrochlée, de fracture du col de l'humérus, comme nous en citerons deux exemples ; d'écrasement du fragment supérieur.

Ne pourrait-on pas aussi diviser ces fractures en : fractures avec écartement des fragments, et fractures sans écartement? Il nous semble qu'au point de vue du traitement à suivre, cette division peut être importante.

CHAPITRE III.

SYMPTOMATOLOGIE.

Comme pour toutes les fractures, les symptômes sont physiques ou fonctionnels. Ces derniers nous paraissant moins importants, nous allons les passer immédiatement en revue pour nous étendre davantage sur les signes physiques qui ont un intérêt beaucoup plus considérable.

1° *Signes fonctionnels.* — Le premier est la douleur qui comme dans toute fracture est produite brusquement et est exagérée par les mouvements. Mais elle peut présenter ici un caractère particulier ; c'est que, suivant l'endroit où a porté le choc, suivant le point où s'est porté le fragment supérieur, le nerf cubital a pu être intéressé. Dans ce cas, le malade sent des fourmillements, de l'engourdissement dans les points où se terminent les extrémités sensitives de ce nerf.

Capiomont, Desault ont mentionné une sensation de craquement au moment où le malade se fractura l'olécrâne. Baudens rapporte que « le duc de Nemours ayant fait une chute sur le coude éprouva une douleur et sentit un craquement remarquable dans l'articulation huméro-cubitale » (1).

Vient ensuite l'impuissance du membre. Dans la grande majorité des cas, il est vrai qu'aussitôt après la production de la fracture le malade ne peut plus se servir de son bras ;

(1) Bulletin de l'Académie de médecine, t. II, p. 575.

non pas seulement à cause de la douleur, mais aussi par défaut d'action musculaire. Ce fait tient aussi, pour Malgaigne, à ce que les muscles pour étendre l'avant-bras tiraillent, et rompent même, les tissus fibreux unissant encore les fragments. — L'extension active est impossible ; cependant on rencontre quelques exceptions; témoin, le malade dont parle Malgaigne qui pouvait encore étendre l'avant-bras sur le bras. — D'autres fois l'impuissance du membre n'est pas immédiate et le même auteur en cite trois exemples : dans l'un le malade, qui était tailleur, put encore continuer à travailler pendant trois jours. Dans le second, observé par MM. Veynel et Robert, le malade put encore continuer à se servir de son membre pendant deux jours. Le troisième blessé fut obligé le sixième jour seulement de laisser son coude dans l'immobilité.

Nous devons à l'obligeance M. le professeur Le Fort un exemple d'impuissance du membre s'étant produit plus tardivement encore : un malade étant tombé sur la glace, au mois de janvier, put malgré la douleur et le gonflement du coude se servir de son membre jusqu'au mois de février ; c'est seulement à cette époque qu'il vint consulter ce chirurgien distingué : il avait une fracture de la base de l'olécrâne.

Le gonflement qui peut être très-considérable dans les premiers jours cède, cependant dans la majorité des cas à un traitement approprié. Il s'accompagne d'ecchymoses siégeant au niveau de la fracture et aux points où a porté la violence.

2° *Signes physiques.* — Ce sont : la crépitation ; la mobilité anormale; la déformation.

La crépitation se sent d'autant plus facilement que les fragments sont plus rapprochés et que le membre est placé plus près de l'extension. Elle n'existe, dit A. Cooper, que quand l'écartement est peu considérable, et dans une des observations que nous citons, elle n'apparut qu'après seize jours. Pour la produire, tout en ramenant en bas le fragment supérieur, on lui imprime des mouvements de latéralité. Ce qui empêche aussi de la constater, c'est le gonflement de l'articulation.

La mobilité anormale qu'au premier abord on pourrait croire constante, peut manquer dans certaines conditions. Ainsi, quand le périoste n'est pas déchiré, quand les ligaments qui retiennent l'olécrâne fixé aux parties voisines sont suffisamment conservés pour jouer encore leur rôle contentif, on peut ne pas sentir le déplacement de l'olécrâne. Cependant il est extrêmement rare que les mouvements de latéralité ne puissent pas être produits.

S'il arrive souvent que le fragment supérieur n'abandonne pas l'inférieur, on observe des cas dans lesquels il ne peut pas être abaissé.

La déformation constitue le symptôme le plus important de cette lésion. A défaut de tous les autres, elle peut à elle seule faire poser le diagnostic.

Ce qu'on remarque d'abord quand on voit un malade atteint de fracture de l'olécrâne, c'est l'attitude du membre : l'avant-bras est fléchi de manière à former un angle pres que droit avec le bras ; et généralement le blessé soutient de l'autre main le membre malade.

Pour certains chirurgiens, il y a toujours déformation de l'olécrâne dans les cas de fracture, pour d'autres, il peut y avoir fracture sans que l'œil constate rien d'anormal.

Boyer partageait la première opinion. Malgaigne, au contraire, a pensé que le principe posé par Boyer était sujet à de nombreuses exceptions.

Desault, comme Malgaigne, reconnaissait que malgré l'existence d'une solution de continuité, l'apparence extérieure de l'olécrâne pouvait n'être nullement modifiée.

A. Cooper admettait qu'il y avait coaptation des fragments tant que la bandelette qui porte son nom et la capsule fibreuse n'étaient pas rompues.

M. le professeur Richet a observé quatre cas dans lesquels il put à peine constater un écartement de quelques lignes (1).

Les fragments peuvent rester en contact pendant un certain temps; puis sous l'influence d'un mouvement des fibres ligamenteuses qui suffisaient à les maintenir, se rompent et c'est seulement alors qu'ils se séparent. C'est ainsi que chez un blessé dont parle Malgaigne, l'écartement ne se produisit que le sixième jour pendant que le malade mettait sa cravate.

C'est Bardinet de Limoges qui précisa les conditions nécessaires à la coaptation des fragments, ou à leur écartement.

Il s'est élevé contre l'opinion admise sur le déplacement, quand il existe, ce qui pour lui est très-rare.

Le triceps n'a aucune action sur le fragment supérieur qui est fixe; le faire remonter est chose impossible. C'est, au contraire, le fragment inférieur qui s'écarte du supérieur, et qui, selon que les ligaments qui l'unissent à l'humérus et à l'olécrâne sont plus ou moins rompus, laisse un espace plus ou moins grand entre les surfaces de la fracture.

Voici ce que Bardinet a conclu de nombreuses expériences :

1° Les fragments restent en contact, quelle que soit la position du membre, s'il n'y a déchirure d'aucun ligament.

2° Il y a écartement si l'expansion aponévrotique du triceps est rompue; mais si la rupture est partielle, la distance qui sépare les deux fragments est faible et n'est pas susceptible d'être augmentée. Si au contraire la rupture

(1) Anatomie chirurgicale, p. 673.

est complète, l'écartement peut atteindre un centimètre; il augmente par la flexion et a la forme d'un prisme à base dirigée en arrière.

3° Si, en outre de ces lésions, la bandelette de Cooper est déchirée, le ligament latéral interne suffit encore pour maintenir l'olécrâne en place.

Nous croyons avec M. le professeur Gosselin, que pour affirmer que le maintien de l'affrontement des fragments est la règle, Bardinet s'est appuyé sur des faits trop peu nombreux. D'autre part, il est incontestable que le fragment supérieur est capable de subir un mouvement d'ascension par l'action du triceps; mais ce déplacement est, il est vrai, le plus rare.

M. Robert (Société de chirurgie, t. VI, p. 152) a cité un cas dans lequel le chevauchement du fragment supérieur était incontestable; il avait en même temps basculé de telle sorte, que son extrémité inférieure vint perforer la peau.

Quand il y a écartement, si le gonflement n'est pas trop considérable, l'œil constate entre les deux surfaces de la fracture une dépression plus ou moins profonde, suivant l'espace qui sépare les extrémités correspondantes de la solution de continuité.

Et suivant aussi l'écartement des fragments la pulpe du doigt, l'ongle peuvent être introduits dans la dépression. Nous n'avons pas besoin de dire que la position la plus favorable pour reconnaître l'enfoncement de la peau au niveau de l'espace qui sépare les deux portions osseuses, c'est la flexion.

Cet écartement dépasse rarement 0m,01; souvent il est moindre, et ce n'est qu'exceptionnellement qu'il dépasse 0,015. Citons cependant un cas que rapporte A. Cooper dans lequel l'écartement fut de 2 pouces et demi.

Comme l'a indiqué Bardinet, la forme de l'espace qui

sépare les fragments est celle d'un prisme triangulaire dont l'arête regarderait en avant. La base du triangle augmente à mesure que le fragment inférieur s'éloigne du supérieur par la flexion de l'avant-bras; ce qu'il est facile de constater avec l'extrémité du doigt.

CHAPITRE IV.

DURÉE, TERMINAISONS, COMPLICATIONS.

Une fracture de l'olécrâne étant reconnue, le chirurgien est-il en droit d'espérer une marche favorable? Dans la grande majorité des cas, la marche est des plus simples; les ecchymoses, le gonflement disparaissent au bout de quelques jours, et à la fin de la première semaine le coude a généralement repris son volume.

Quant à la fracture en elle-même, il est rare que du vingtième au vingt-cinquième jour, la réunion ne soit pas obtenue. Sur les 11 cas dont parle Malgaigne, 4 guérirent le vingt-troisième jour; 3 le vingt-huitième; et 4 au milieu de la cinquième semaine. Dans le cas cité par Baudens, le seizième jour la coaptation des fragments était complète.

Nous pensons qu'il est impossible de fixer le moment où la consolidation peut être obtenue. Car, en outre de la rapidité différente chez chaque blessé pour la guérison des fractures, il faut tenir compte de l'intensité et de la durée de l'inflammation qui s'est développée dans l'articulation.

Il est extrêmement rare de voir une fracture de l'olécrâne ne pas être réunie par un cal fibreux ou osseux, quand même elle n'aurait pas été traitée.

Nous trouvons la confirmation de ce fait dans l'observation d'un matelot autrichien (1), qui s'étant fracturé l'o-

(1) Thèse de Paris, 1874.

lécrâne à bord, ne fut pas traité; et qui cependant quand il vint à terre au bout d'un mois, avait un cal fibreux d'un centimètre.

Une autre observation analogue se rencontre dans le *Bulletin de la Société anatomique* (1836, p. 151): un vieillard étant mort à Bicêtre, on constata à l'autopsie une luxation de l'épaule et une fracture de l'olécrâne datant de plusieurs années; cet homme était tombé sur la glace et c'est à cette chute qu'étaient dues ces lésions. La fracture n'avait pas été traitée, et cependant il y avait entre les fragments un cal fibreux qui ne mesurait qu'une ligne et demie.

De plus Boyer (1) nous apprend qu'une dame âgée étant tombée sur le coude éprouva une forte douleur; il y eut un gonflement considérable de cette région, qui fut traité par des cataplasmes émollients. Au bout de vingt-cinq jours, quand la tuméfaction fut moindre, on reconnut que l'olécrâne était fracturé et que les fragments étaient séparés par un intervalle que remplissait une substance fibreuse.

A côté de ces terminaisons heureuses, citons le cas rapporté par M. Labordie (2) : un jardinier qui avait eu une fracture de l'olécrâne dix-huit ans auparavant pouvait cependant continuer son état. A l'autopsie, on constata que les fragments étaient rapprochés cependant, sans être réunis par aucune substance intermédiaire ni osseuse, ni fibreuse.

De ces exemples, il résulte que trois fois sur quatre sans aucun traitement, un cal fibreux s'est produit. Ce cal est-il capable de s'ossifier?

L'extrême rareté avec laquelle on observait autrefois des

(1) Pathologie chirurgicale, t. III, p. 230.
(2) Société de chirurgie, 1862.

réunions osseuses, portait les chirurgiens à ne tâcher d'obtenir qu'un cal fibreux.

A. Cooper examinant des réunions fibreuses, remarqua que du côté du cubitus, la membrane d'union présentait des traces d'ossification. C'est ce qui le porta à faire les expériences que nous résumerons plus loin.

M. Broca (2) a présenté une pièce trouvée chez une femme, à l'École pratique; la réunion était faite par l'intermédiaire d'une substance fibreuse, formée de brides laissant des lacunes entre elles; il y avait plusieurs points d'ossification.

Malgré ces cas, nous ne croyons pas que le cal fibreux soit capable de s'ossifier complètement. Il se condense à mesure qu'il devient plus ancien, mais toujours il restera tissu fibreux. Cependant, nous citons deux observations dans lesquelles le cal au bout de cinq jours dans le premier cas, et de vingt jours dans le second, a subi un allongement assez considérable.

De la remarque que fit A. Cooper, il conclut que si des productions osseuses se font à la partie supérieure du fragment inférieur, les surfaces de la fracture sont susceptibles d'être réunies par un cal osseux.

De ses expériences faites sur des chiens et des lapins, il résulte que, après l'écartement, l'épanchement de lymphe plastique se produit; cette lymphe se convertit peu à peu en tissu ligamenteux d'autant plus solide qu'il est plus ancien.

Mais dans ces cas, les deux surfaces osseuses étaient restées écartées l'une de l'autre. Pour les maintenir rapprochées il fractura l'olécrâne en travers et alors il vit qu'un cal osseux réunissait les fragments.

La consolidation par un cal fibreux dépend donc, non de la structure particulière de l'os, comme on l'avait pensé,

(1) Bulletin de la Société anatomique, année 1851, p. 162.

mais bien de ce que les appareils ne maintiennent pas les fragments en contact. Nous devons cependant faire remarquer que ce qu'a dit M. le professeur Gosselin (1) de la fracture de la rotule peut s'appliquer ici : à savoir que le voisinage de l'articulation a une grande influence sur la formation du cal, et que la difficulté de la consolidation osseuse peut être attribuée à l'effusion des liquides réparateurs dans la synoviale.

Ce qui peut aussi gêner la formation du cal, c'est la hernie de la synoviale entre les deux fragments osseux.

L'opinion de Desault, de Boyer, qui prétendaient qu'un cal fibreux pouvait seul être obtenu, doit donc être jugée fausse. Le second surtout de ces praticiens était catégorique à ce sujet; il prétendait que l'examen anatomique pourrait démontrer que toujours les consolidations prises pour osseuses étaient, sans aucun doute, des consolidations fibreuses dont le cal était peu étendu.

Mais Malgaigne a prouvé que les fractures de l'olécrâne étaient susceptibles de se terminer par un cal osseux.

M. le professeur Richet cite 4 guérisons par cal osseux; l'un entre autres chez une femme dont il s'était contenté de maintenir le bras par une écharpe.

D'ailleurs, dans les observations que nous citons, nous trouvons cinq exemples de consolidation osseuse définitive.

Ce qui, jusqu'à Malgaigne, préoccupait les chirurgiens, ce n'était pas la consolidation, puisqu'elle se produisait par un cal fibreux, même sans le concours du médecin. Ils tâchaient surtout de prévenir l'ankylose consécutive au traitement employé.

Nous ne voulons pas discuter ici la question de l'ankylose. Il nous semble qu'elle sera mieux à sa place quand

(1) Cliniques chirurgicales de la Charité, t. I, p. 289.

nous exposerons les méthodes de traitement et les procédés classiques. Expliquons cependant le mécanisme de leur production.

Citons ce que dit M. le professeur Gosselin, sur le rôle de l'immobilité dans la production des raideurs articulaires définitives.

« L'immobilité ne produit pas l'ankylose à elle toute seule; elle ne les produit que si elle est combinée à une arthrite plastique. Il peut arriver seulement que celle-ci soit causée par l'immobilité même... L'immobilité seule produit rarement l'arthrite plastique dans les grandes articulations, et, si celle-ci arrive, elle a été déterminée par la violence extérieure » (1).

Mais, comme le fait remarquer ce savant maître, tous les âges ne sont pas également sujets à cet accident. S'il est très-fréquent chez les vieillards, l'âge adulte n'y est pas prédisposé; mais, au contraire, chez les jeunes sujets cette articulation perd tout mouvement pour les causes les plus légères. Il en est de même chez les rhumatisants.

« D'ailleurs toutes les arthrites plastiques ne se terminent pas par ankylose complète, dit plus loin (page 651) le même clinicien. Un bon nombre, soit traumatiques, soit spontanées, se terminent par des rigidités ou des adhérences celluleuses dont nous finissons par triompher. La congestion disparaît, les produits inflammatoires infiltrés dans l'épaisseur de la synoviale et qui lui ont donné, pendant un certain temps, de la rigidité ne vont pas très-loin dans leur transformation fibreuse et peuvent se résorber; les fausses membranes, s'il y en a eu, se résorbent de même; la synoviale reprend sa souplesse, et l'articulation revient à l'état normal. »

En résumé, les fractures de l'olécrâne sont générale-

(1) Cliniques chirurgicales, t. I, p. 640.

ment sans gravité; la guérison est obtenue du vingtième au vingt-cinquième jour; la réunion peut être immédiate et osseuse, ou, au contraire, un cal fibreux peut réunir les fragments. L'ankylose peut résulter de l'immobilité dans des conditions particulières.

Ajoutons, avant de terminer, que l'articulation du coude à la suite de cette fracture peut être le siége d'arthrite sèche; — que, comme pour toutes ces lésions osseuses, l'atrophie musculaire s'observe au bout de peu de temps sur tout le membre; atrophie tenant, comme l'a démontré M. le professeur Gosselin (loc. cit.), à la diminution tant des faisceaux musculaires que du tissu cellulaire qui les entoure. Enfin mentionnons, comme complication rare, la perforation de la peau, par suite du mouvement de bascule qu'éprouve le fragment supérieur.

CHAPITRE V.

DIAGNOSTIC.

Dans bien des cas, il n'est pas facile de reconnaître une fracture de l'olécrâne; souvent même le diagnostic est impossible à poser, et des chirurgiens distingués ont méconnu cette lésion.

Tel n'était pas l'avis d'A. Cooper, qui ne comprenait pas une erreur de diagnostic pour cette fracture « *dont les symptômes sont si évidents.* »

Cependant bien des cas prouvent que le gonflement a fait méconnaître des cas de solution de continuité de l'olécrâne.

D'autres fois, le praticien, ne remarquant aucune déformation chez un malade qui, quelquefois, peut encore étendre l'avant-bras, porte le diagnostic de contusion simple.

Citons à l'appui le cas de Dupuytren, rapporté par M. Robert (loc. cit.) : N'ayant reconnu aucune déformation du coude chez un homme atteint d'ailleurs d'autres fractures, cet éminent chirurgien fut tout étonné de constater, au bout de plusieurs jours, qu'un écartement assez considérable séparait les deux fragments et que la partie inféro-postérieure du fragment supérieur avait perforé la peau.

Le cas rapporté par Malgaigne, dans lequel le déplacement ne se produisit que le sixième jour, prouve qu'il faut examiner attentivement ce qu'on prend souvent pour des contusions du coude.

Il faudra tenir compte des rapports dans lesquels sont l'épitrochlée, l'épicondyle et l'olécrâne, puisque, dans le cas de fracture, cette dernière éminence peut être remontée. Le chirurgien devra aussi examiner les mouvements, l'extension active étant le plus souvent impossible dans la lésion qui nous occupe. Ces deux symptômes empêcheront de commettre l'erreur dont parle Desault, qui vit, dans des cas semblables, diagnostiquer des luxations du coude.

La fracture de l'extrémité inférieure de l'humérus s'accompagne, il est vrai, de déplacement de l'olécrâne, mais, comme ses rapports avec les éminences sus-mentionnées sont normaux, comme cette apophyse est immobile sur le cubitus et surtout comme au lieu d'être déprimée elle est plus saillante, le diagnostic pourra être posé avec sûreté.

La fracture du condyle interne de l'humérus avec déplacement pourrait être confondue avec la fracture de l'olécrâne, s'il n'y avait pas une saillie plus forte de cette apophyse qui a perdu ses rapports avec l'épicondyle, mais reste encore immobile sur le cubitus.

CHAPITRE VI.

DU TRAITEMENT.

« Il n'est pas de fracture, a dit Desault, dont le traitement exige plus de soins et soit hérissé de plus de difficultés que celle de l'olécrâne. »

Nous nous efforcerons de mettre assez d'ordre dans notre exposé pour faire ressortir toute l'importance de cette partie de notre travail.

Nous allons d'abord examiner à quel point de vue se sont placés les chirurgiens qui ont écrit sur le traitement de cette fracture; — nous exposerons les inconvénients ou les avantages que nous croyons reconnaître à chaque méthode; — puis nous décrirons les appareils.

Nous ne nous trouvons en présence que de deux méthodes, l'une ancienne, l'autre moderne, cette dernière étant différemment appliquée par les chirurgiens.

1° *Méthode ancienne.* Professée par Hippocrate, puis par Celse, elle montre que les médecins de l'antiquité ne s'occupaient que d'empêcher l'ankylose. Leur traitement consistait à maintenir le bras dans une écharpe. Camper revint à cette pratique après avoir employé l'extension complète et, de plus, il imprimait, de très-bonne heure, des mouvements au membre.

Il est bien évident que c'est à la suite de ce mode de traitement que l'on doit observer le moins de rigidité articulaire. Cependant A. Cooper dit que, dans un cas, il vit cette manière d'agir suivie des raideurs opiniâtres. Mais, d'un autre côté, d'après Kluyskens père (1), la meilleure pratique est de n'employer aucune espèce de bandage.

(1) Annales de médecine de la Société médicale de Gand, 1851,

Comme Baudens, il exerce l'avant-bras de bonne heure, après l'avoir laissé, pendant quelques jours, dans la position où il s'était placé après la fracture.

Mais qu'est devenu le cal pendant ce temps? Si l'écartement était nul, il est évident que le malade n'aurait retiré que des avantages de cette position; jusqu'à la consolidation complète, il n'aurait pas été gêné par son bras, pendant sur le côté du corps; il n'aurait pas eu à supporter la gêne inévitable que produit l'extension complète ou incomplète; et les raideurs articulaires n'auraient pour ainsi dire pas été à craindre, puisque c'est dans cette position que muscles et ligaments sont le moins tendus.

M. le professeur Richet a cité le cas d'une femme qui, traitée par la demi-flexion, a été parfaitement guérie.

Cette position pourrait être utilisée quand l'ankylose est inévitable, car c'est quand le bras est à demi-fléchi que les usages auxquels il peut encore servir sont les plus nombreux.

Si l'ankylose était fortement à craindre, nous pensons qu'il vaudrait mieux négliger la formation d'un cal régulier, que d'exposer le malade à garder le coude ankylosé, le membre étant dans l'extension. La demi-flexion jointe aux mouvements graduels après la cessation des accidents inflammatoires, tel serait le meilleur traitement. Nous savons, en effet, que, même dans cette position, des résultats heureux ont été obtenus et qu'un cal fibreux même très-long serait moins désavantageux pour le malade qu'un bras mmobilisé dans une position aussi défavorable.

Les chirurgiens s'en tinrent probablement à la pratique de Celse et d'Hippocrate jusqu'au milieu du XVIIIe siècle, car, jusqu'en 1751, nous ne trouvons plus rien concernant les fractures de l'olécrâne. C'est Duverney qui, le premier, dans son traité des maladies des os, reprit l'étude de cette lésion.

2° *Méthode moderne*. C'est à lui qu'est due la méthode de l'extension incomplète, qui ne fut que modifiée par les chirurgiens qui le suivirent.

La position qu'il donnait au membre malade fut la seule employée jusqu'au moment où Malgaigne, en 1847, vint vulgariser l'extension complète conseillée par les Anglais et les Allemands.

Extension complète, extension incomplète, telles sont les positions dont nous avons à montrer les avantages et les inconvénients. Ils se rapportent tous à l'ankylose, à la formation du cal, à la douleur.

Cependant ces deux procédés ne diffèrent point complètement. Remarquant ce qu'avait de défavorable le cal trop long, Boyer, Desault, Velpeau, Nélaton, ont voulu lui donner le moins de longueur possible. C'est aussi le but vers lequel tendait Malgaigne. Par l'un et l'autre procédé les chirurgiens pensent ne pas avoir à craindre l'ankylose du coude.

Dans l'extension complète, l'avant-bras est tout à fait étendu sur le bras. C'est là, disent les partisans de Boyer, la position la plus favorable pour voir se former l'ankylose : les cartilages articulaires sont appliqués l'un contre l'autre avec force, et cette condition suffit pour produire l'immobilité souvent définitive du coude.

Or, qu'a dit M. le professeur Gosselin, au sujet des ankyloses? Pour qu'il y ait rigidité articulaire, il faut qu'il y ait eu arthrite; or, l'appareil étant laissé, en moyenne, appliqué pendant vingt-cinq jours, il faut, pour que le repos durant ce temps produise de l'arthrite, une prédisposition telle que l'âge avancé, l'enfance, la diathèse rhumatismale, ou un état inflammatoire de l'articulation.

Si le reproche de produire une rigidité articulaire durable était juste, nous ne comprendrions point pourquoi les Anglais et les Allemands s'obstinent à employer l'extension complète. D'ailleurs n'avons-nous pas la pratique de Malgaigne, pour nous autoriser à dire que cette position du membre n'est pas une cause d'ankylose inévitable? Dupuytren était aussi partisan de l'extension complète; quand Baudens appliqua son appareil sur le bras du duc de Nemours, il fallait qu'il fût bien convaincu que son malade n'avait aucun accident à redouter, et le résultat qu'il obtint lui donna complètement raison; l'appareil ayant été levé le seizième jour, en présence de Marjolin et Pasquier père et fils, il constata la réunion immédiate des fragments; au bout de quelques semaines, l'articulation avait recouvré ses mouvements.

Dans les observations que nous rapportons, nous pouvous remarquer que la raideur articulaire a été aussi forte chez les malades qui furent traités par l'extension incomplète que par l'extension complète.

Thierry nous apprend que, chez une femme, à la suite d'une fracture de l'olécrâne traitée par l'appareil de Boyer, les mouvements ne parurent être rétablis qu'au prix de douleurs insupportables, qui durèrent une année.

Un autre malade, qui avait eu à la suite du même traitement le coude raidi ne voulut pas supporter les douleurs que lui produisait l'exercice graduel, et le coude finit par s'ankyloser complètement.

Mais si, pour une cause imprévue, le membre venait à perdre le jeu de l'articulation du coude, serait-il plus avantageux pour le malade d'avoir le bras ankylosé dans la position que lui donne l'appareil de Boyer que dans celle de l'appareil de Malgaigne? Le membre, il est vrai, serait moins complètement étendu, et, par conséquent, serait un peu moins long; mais au point de vue de la gêne que produit le bras pendant le long du corps, elle serait la même dans l'une et l'autre position, et les mouvements que pourrait effectuer le membre ne seraient pas plus utiles au malade, que le membre soit tout à fait ou à demi-étendu.

Nous pouvons donc résumer ainsi cette discussion : l'ankylose permanente n'est pas plus à craindre dans l'extension complète que dans l'extension incomplète, et, si elle doit se produire, elle est aussi désavantageuse pour le malade dans une position que dans l'autre.

La douleur, nous le reconnaissons, est un peu plus forte quand l'avant-bras est complètement étendu. Mais elle n'est pas assez violente pour être une contre-indication de l'appareil de Malgaigne; les malades la supportent assez facilement, et ne se plaignent guère plus que ceux qui sont traités dans la position qu'à conseillée Boyer.

Il faut maintenant prouver que, grâce à l'extension complète, on obtient plus facilement l'affrontement des fragments. Car, si les surfaces fracturées ne devaient pas être rapprochées davantage, ni mieux se correspondre, il serait inutile de faire supporter une douleur que nous avons reconnue être plus forte que celle que produit l'appareil à extension incomplète. Mais auparavant, nous croyons utile de mettre en évidence les inconvénients qui résultent souvent d'un cal fibreux.

Boyer conclut de sa pratique chirurgicale que, quoique le cal soit fibreux, le membre garde cependant sa force et son agilité. Mais il faut pour cela, ajoute ce praticien, que le cal n'ait pas plus d'un pouce (27 millimètres). Il cite deux observations à l'appui : la première est celle d'une dame âgée chez laquelle la fracture n'avait été reconnue que le vingt-troisième jour; l'autre est celle d'un maçon qui ne fut pas traité davantage. Et, chez ces deux blessés, cependant le coude jouissait de la pleine liberté des mouvements.

Nélaton admet aussi que la consolidation fibreuse n'apporte aucun obstacle à l'exercice des fonctions du membre.

On rencontre, il est vrai, une grande quantité de faits analogues.

Cependant nous pensons qu'il ne faut pas croire que la production d'un cal fibreux soit sans influence sur la force et la mobilité du membre. Très-souvent, il arrive que l'extension active est incomplète ; quand le blessé veut soulever un poids, il est dans l'impossibilité de le faire.

Nous avons vu cette année un adjudant de la garde républicaine qui, ne pouvant plus faire son service, à la suite d'une fracture de l'olécrane, réunie par un cal fibreux, dut être réformé.

Nous trouvons dans Malgaigne deux observations qui prouvent que les mouvements qui paraissaient s'exécuter comme à l'état normal étaient cependant limités ; les malades ne pouvaient pas élever le bras au-dessus d'un plan horizontal passant par l'épaule, si la main était en pronation, l'avant-bras aussitôt retombait par son propre poids.

Boyer, lui-même, est obligé de reconnaître que la force du membre dépend de la longueur, de l'épaisseur, de la consistance du cal fibreux.

Nous savons que ce cal quelquefois présente des lacunes ; — de plus il peut ne pas occuper toute la surface des fragments ; tantôt il est formé par une simple lame qui ne prend attache que sur la face postérieure des solutions de continuité ; tantôt au contraire, les fragmentsne sont réunis qu'en avant. Enfin nous avons cité un exemple d'absence complète du cal, et deux des observations que nous citons prouvent que le cal fibreux est quelquefois extensible.

On voit donc que le cal fibreux peut être nuisible aux fonctions ultérieures du membre. Nous croyons en conséquence que tous les efforts des chirurgiens doivent porter à favoriser la formation d'un cal osseux. Si la réunion des fragments n'était pas immédiate on aurait au moins l'avantage d'avoir un cal fibreux, il est vrai, mais de moindre longueur et moins sujet aux inconvénients que nous avons signalés.

Desault croit, par l'extension incomplète, arriver à placer les fragments dans une position telle que les faces opposées de la fracture se correspondent exactement. Voici à ce sujet ce qu'écrit ce chirurgien (œuvres chirurgicales) : « Si les fragments se touchent et sont affrontés postérieurement, ils laissent entre eux un vide manifeste au devant, de là une épaisseur plus grande du cal dans ce sens que dans le premier, et par suite une gêne plus ou moins sensible dans les mouvements. Si le fragment inférieur ne touche pas au supérieur, ce dernier s'enfonce dans la cavité de l'olécrâne, laisse celui-ci en arrière, et, de là, nouvelle irrégularité dans la consolidation. »

Si cette théorie de Desault peut s'appliquer à certaines fractures, du moins dans celles que nous avons vues, nous n'avons pas remarqué ce mouvement de bascule en avant de l'olécrâne.

La pratique journalière ayant démontré que, dans la grande majorité des cas, l'extension rapproche les fragments, comme l'explique d'ailleurs la théorie de Bardinet, il faudra, pour mettre en contact les surfaces de la fracture, étendre l'avant-bras autant qu'il sera nécessaire.

Si l'écartement est nul, la demi-flexion suffira dans presque toutes les positions, la coaptation se maintiendra. S'il est peu considérable, il n'est pas toujours nécessaire de mettre en usage l'extension complète ; souvent les fragments s'affrontent dans la position intermédiaire entre la demi-flexion et l'extension. On évitera ainsi la douleur qui est plus forte dans l'appareil de Malgaigne. Mais dans les cas contraires, c'est-à-dire quand le rapprochement des fragments ne pourra être obtenu que grâce à l'extension complète, il faudra avoir recours aux procédés qui réussissent à maintenir les fragments appliqués l'un contre l'autre.

Description des appareils. — La multiplicité des différents procédés à l'aide desquels on s'efforce de maintenir les fractures de l'olécrâne assez de temps pour que la consolidation puisse se faire, est une preuve de la difficulté avec laquelle on parvient à obtenir le résultat désiré.

1° *Méthode ancienne.* — Elle consiste, comme nous l'avons dit déjà, dans le position du membre qui est dans la demi extension.

Hippocrate, Celse (1) appliquent un bandage roulé sur le bras, puis le mettent dans une écharpe.

Camper se contentait aussi de l'écharpe; Huyghens n'avait pas d'autre traitement. Ils ajoutaient cependant des compresses de liquide résolutif sur le coude pendant les premiers jours qui suivaient l'accident.

2° *Méthode moderne.* — Nous savons déjà qu'elle comprend deux procédés : l'extension complète et la demi-extension.

Qu'on donne la préférence à l'un ou à l'autre, il n'en faut pas moins faire précéder l'application de l'appareil de manœuvres tendant à remettre en contact les deux fragments. Seulement ensuite on applique le pansement.

Extension incomplète. — C'est Duverney (*loc. cit.*) qui, le premier, a posé les règles de l'application du bandage : « Le bras est un peu ployé, dit-il. Au-dessus de la fracture

(1) Liv. VIII, ch. X.

on met une compresse de l'épaisseur d'un travers de doigt et large de deux; par dessus une compresse circulaire; le tout assujetti par une bande de trois à quatre aunes, roulée à un globe. L'on fait trois circulaires pour maintenir la pièce en place; de là on place la bande dans le pli du coude où l'on fait un tour; l'on remonte au-dessus de l'article et l'on fait des contours de haut en bas, comme pour la saignée. » Ce praticien appliquait donc une bande en huit de chiffre autour du coude, et pensait ainsi maintenir le fragment supérieur. On comprend facilement avec quelle facilité devait se déranger ce bandage. Aussi a-t-on cherché, depuis ce chirurgien, à le rendre plus solide.

Néanmoins le principe d'abaisser le fragment supérieur à l'aide d'un huit de chiffre a été conservé.

Desault, pour maintenir plus exactement l'avant-bras dans la demi-extension, applique une bande avec laquelle il fait des circulaires qui partent de l'extrémité inférieure du membre. Puis avant de faire le huit de chiffre autour du coude, il conseille de tirer la peau du coude en haut de peur qu'elle ne s'interpose entre les fragments. Enfin il termine par une attelle très-forte appliquée à la face antérieure du membre.

Boyer pensa que la bande seule suffisait pour maintenir le membre dans l'extension incomplète; il supprima l'attelle et rendit l'application des bandes au-dessus du fragment supérieur plus efficace à l'aide d'une compresse dont le plein correspondait à la partie supérieure de l'olécrâne et dont les extrémités viennent s'entrecroiser sur la face antérieure de l'avant-bras. C'était seulement quand cette compresse était en place qu'il commençait le huit de chiffre. Le bandage remontait jusqu'au milieu du bras.

Velpeau, remarquant que cet appareil quoique appliqué avec soin était très-sujet à se déranger, l'a recouvert de bandes dextrinées, séparées du bandage roulé appliqué immédiatement sur le membre par des attelles de carton ramolli dans l'eau, afin qu'il pût se mouler plus exactement sur le membre. — Le bandage cessait au V deltoïdien. — Jusqu'à siccité complète, il plaçait sur la face antérieure du bras et de l'avant-bras une attelle en bois.

Dans l'appareil de Nélaton, la compresse simple de Boyer et de Velpeau, appliquée immédiatement au-dessus du fragment supérieur, est remplacée par plusieurs compresses graduées en forme de coin.

M. Chassaignac remplace la dextrine de l'appareil de Velpeau par du plâtre et fait monter l'appareil jusqu'à l'aisselle.

Si nous avions à appliquer le procédé de l'extension incomplète, nous donnerions la préférence aux appareils inamovibles, car c'est le moyen le plus sûr d'obtenir l'immobilité du membre. Et nous croyons que les appareils dextrinés étant plus légers, seraient moins gênants pour le malade que l'appareil plâtré de M. Chassaignac.

En outre, ne serait-il pas utile de substituer à la compresse de Velpeau et de Boyer, aux compresses graduées de Nélaton, des bandelettes de diachylon qui viendraient s'entrecroiser sur l'avant-bras? On pourrait peut-être éviter ainsi de voir se déranger cette portion de l'appareil. C'est d'ailleurs ce que fait Alcock.

Extension complète. — Longtemps avant que ce procédé fut mis en usage en France, les Anglais et les Allemands l'employaient presque exclusivement.

Dupuytren fut le premier qui le conseilla. En outre de la position, il se servait comme A. Cooper d'un bandage unissant des plaies en travers. Puis il fixait une attelle à la partie antérieure du membre; méthode fort douteuse, dit Malgaigne, et que Desault avait déjà répudiée.

Baudens, en 1838, fit connaître le résultat qu'il avait

obtenu sur le duc de Nemours. L'appareil qu'il mit en usage ressemble trop à celui de Malgaigne pour en faire une description spéciale. Nous nous contenterons donc, d'exposer comment cet éminent praticien traitait les fractures de l'olécrâne.

« Il faut d'abord (1), pour assurer l'immobilité absolue, appliquer une attelle ou une gouttière en avant du membre; après quoi la bandelette d'Alcock, (longue bandelette de diachylon dont le plein s'appuie sur le bord supérieur de l'olécrâne et dont les chefs viennent se croiser à la face palmaire de l'avant-bras) seule ou doublée d'une compresse épaisse au-dessus de l'olécrâne, est assurément le moyen le plus simple d'agir avec efficacité sur le fragment supérieur. Si l'on voulait acheter une sécurité encore plus grande au prix d'un peu plus de complication, l'appareil d'Amesbury me semble satisfaire le mieux à toutes ces conditions. »

Or, voici quel était le traitement d'Amesbury; il se sert de coussins en cuir fixés l'un au-dessus de l'olécrâne, l'autre sur l'avant-bras par trois courroies qui embrassent en même temps l'attelle antérieure; et il les rapproche l'une de l'autre à l'aide de deux courroies longitudinales qui passent sur les côtés de l'olécrâne (2).

Nous avons dit déjà que l'extension complète doit être employée seulement quand la demi-extension et la demi-flexion sont impuissantes à mettre les fragments en contact. Mais il faut savoir que le gonflement peut empêcher de placer le membre dans la rectitude complète qui pourra être obtenue quand l'articulation ne sera plus gonflée.

Quand le chirurgien applique un appareil pour la fracture de l'olécrâne, doit-il aussitôt que la fracture est re-

(1) Malgaigne. Fractures, p. 578.
(2) Malgaigne. Loc. cit., p. 575.

connue envelopper le membre dans un appareil contentif? Telle était la pratique de Desault, de Chassaignac; ce fut aussi ce que fit Baudens quand il appliqua son appareil sur le duc de Nemours. Mais Desault et Baudens faisaient pendant longtemps des applications de liquide froid ou même glacé sur la région malade.

Nous croyons qu'il est plus prudent de ne pas placer immédiatement l'appareil pour trois raisons : 1° Dans les premières heures qui suivent une fracture, on ne peut pas encore savoir au juste quelle sera la limite de la tuméfaction, et par conséquent on s'expose à produire de graves accidents de compression. 2° Si on admet qu'après quelques heures le coude a atteint un degré de gonflement qu'il ne dépassera pas, au bout de peu de temps (six jours en général) quand la région aura repris son volume normal, l'appareil ne sera pas bien appliqué; l'articulation pourra jouer un peu dans un bandage trop large et l'olécrâne ne sera plus suffisamment maintenu contre le fragment inférieur. 3° Si le gonflement est quelque peu considérable, il est quelquefois impossible de placer le membre dans l'extension.

Donc, pour appliquer un appareil, il faudra attendre que la période inflammatoire soit entièrement terminée.

Cette conclusion ne s'applique pas, évidemment, à la méthode ancienne, pour laquelle le coude était libre presque complètement.

Boyer voyait un autre avantage à attendre la disparition de la tuméfaction : « c'était seulement, disait-il, quand l'engorgement avait disparu que la substance fibreuse intermédiaire avait assez de force pour réunir les fragments. »

Il faut donc, avant l'application de tout bandage, s'efforcer de diminuer l'intensité de la période inflammatoire. Ce résultat dans la grande majorité des cas peut-être obtenu grâce à un traitement résolutif. Le membre étant immobilisé soit dans une gouttière, soit sur un coussin, on le place sur un plan un peu plus élevé que celui du lit sur lequel le malade est couché. Puis on fait sur la région malade des lotions, ou des applications de liquide frais et souvent renouvelé, soit qu'on se serve d'eau alcoolisée, d'eau blanche, etc., ou même d'eau pure.

Puis seulement quand tout gonflement, tout inflammation a disparu, on applique l'appareil qu'on juge convenable.

Il est avantageux, au lieu d'appliquer la bande sèche immédiatement sur la peau, de l'en séparer par une couche de ouate assez épaisse pour régulariser la contention.

Combien de temps l'appareil doit-il rester appliqué?

Les auteurs ne sont nullement d'accord sur ce point.

Boyer, Desault laissaient le membre immobilisé pendant vingt-cinq jours.

Velpeau, Cooper enlevaient leur appareil seulement après un mois.

Baudens de son côté faisait cesser l'extension vers le dix-huitième jour,

Camper, Duverney maintenaient l'avant-bras étendu sur le bras moins longtemps encore : au bout de huit jours tout bandage était enlevé.

Dans deux cas que cite Bardinet, l'appareil fut enlevé, une fois le trentième jour, et chez le second blessé le trente-cinquième jour.

Nous pensons que poser une règle fixe pour le temps d'application des appareils, est chose impossible. En effet, il faut tenir compte de l'acuité de la période inflammatoire, des prédispositions individuelles à l'ankylose, toutes conditions qui varient suivant chaque malade et qu'il est quelque fois impossible de découvrir.

Aussi est-il bien préférable de suivre la pratique de M. le

professeur Le Fort. Cet éminent praticien place le membre dans l'extension complète, pendant quinze jours. Au bout de ce temps, le cal est assez solide pour retenir l'olécrâne fixé au fragment inférieur, pourvu toutefois que le membre ne soit pas abandonné à lui-même. Pour soutenir l'olécrâne une bandelette de diachylon, embrassant sa face postérieure, est ramenée sur la face antérieure de l'avant-bras. Puis graduellement et avec grands ménagements, des mouvements de flexion sont imprimés au coude jusqu'à ce qu'il se rapproche de la demi-flexion. Une fois l'appareil enlevé, le membre est soutenu dans une écharpe jusqu'à ce que la consolidation du cal soit complètement terminée.

D'ailleurs, quelle que soit la méthode et le procédé employés, jamais le chirurgien ne doit ne plus s'occuper du membre quand il l'a débarrassé de ses moyens de contention. Et même le cal qui réunissait les fragments peut se rompre malgré le ménagement qu'il met à mouvoir l'articulation. L'observation I, est un exemple.

Les mouvements pendant les premiers temps doivent donc être uniquement passifs. Ils ont pour but de faire céder les adhérences qu'on suppose encore molles, et la rigidité qui est loin d'être invincible.

Pour imprimer ces mouvements le chirurgien doit, saisissant la face postérieure du coude entre le pouce et l'index, soutenir l'olécrâne avec la paume de la main qu'il juge devoir être la plus commode. Puis saisissant l'extrémité inférieure de l'avant-bras, avec l'autre main il doit lui imprimer des mouvements lents et d'abord peu étendus de flexion et d'extension, de pronation et de supination.

« Ces manœuvres produisent toujours de la douleur : si elle est passagère, il y a lieu de persévérer. Si au contraire elle se prolonge et s'accompagne de gonflement, d'épanchement articulaire, de chaleur à la main, il faut s'arrêter,

En y revenant un peu plus tard, les manœuvres seront peut-être supportées. » (1).

Des appareils ont été imaginés pour remplacer la main du chirurgien. Ils sont articulés au niveau du coude et permettent, à l'aide d'une vis et d'une crémaillière, d'imprimer des mouvements à l'articulation, autant qu'on le juge convenable.

Mais nous venons de voir quelle difficulté le chirurgien éprouve, dans certains cas, à produire avec la main des mouvements au coude. Nous savons combien il est obligé de tâtonner. — De plus, avec ces appareils, si on peut savoir à peu près la force qu'on développe, on ne juge pas bien de la résistance qu'on éprouve. Aussi nous croyons que les manœuvres bien réglées par le praticien sont de beaucoup préférables à tous ces moyens, surtout si on y joint le massage et au besoin les douches de vapeur, d'eau sulfureuse ou d'eaux thermales comme celles de Néris, de Bourbonne et de Plombières.

Si une fracture ne se consolidait pas, les auteurs conseillent de frotter les fragments l'un contre l'autre afin de produire assez d'irritation pour qu'un exsudat se produise. Diffenbach joint à ce traitement la section du tendon du triceps et dit en avoir obtenu de bons résultats.

Si des plaies coïncident avec la fracture, il faut se garder de s'assurer si elles sont articulaires, et en pratiquer l'occlusion immédiate. Puis, A Cooper traitait la fracture comme si elle avait été sans complications.

L'olécrane est-il écrasé ? Il faut de toute nécessité retirer les esquilles si elles se présentent au dehors. Si on juge l'ankylose inévitable, le membre étant dans la demi-flexion, des attelles qui tout en fixant le membre, permettent de surveiller la plaie, peuvent être, dans ce cas, d'une grande

(1) Gosselin, loc. cit., p. 653.

utilité. Si cependant la peau reste saine et que les fragments soient peu nombreux, la guérison peut être obtenue sans élimination de parties osseuses.

Le défaut des appareils que nous avons décrits, s'ils restent longtemps appliqués, c'est souvent de ne pas maintenir l'olécrâne pendant tout le temps du traitement. Ce qui tient à la disparition du gonflement, comme nous l'avons dit déjà, si l'appareil a été appliqué avant la cessation du gonflement, et en outre, et chez tous les blessés, à l'atrophie du membre qui ne manque jamais dans aucune fracture.

L'appareil d'Alcock nous paraît donner peu lieu à cet inconvénient, surtout si on immobilise l'avant-bras sur le bras.

On peut, à l'aide d'un autre traitement, éviter l'extension et le décollement des bandelettes de diachylon. Une lame de gutta-percha ramolli est appliquée par son milieu sur le sommet de l'olécrâne et, l'avant-bras étant à moitié fléchi, les extrémités sont ramenées sur la face antérieure de l'avant-bras où des bandelettes agglutinatives les fixent. Le malade peut donc faire des mouvements, et plus il étend le bras, plus le fragment supérieur tend à être abaissé.

M. Rigaud emploie un appareil qui consiste dans l'emploi d'un instrument à vis. Une griffe est implantée dans la partie supérieure de l'olécrâne; une vis verticale est fixée dans la partie supérieure du cubitus à une profondeur de $0^m,02$. Un lien solide ramène vers cette tige fixe la griffe qui entraîne avec elle le fragment supérieur jusqu'à ce que les surfaces se correspondent exactement. Puis le membre placé dans l'extension est immobilisé avec un bandage dextriné.

Les pointes métalliques n'ont donné lieu à aucun accident, comme le prouve l'observation que nous rapportons et dans laquelle les fragments étaient réunis par un cal osseux.

Mayor a imaginé un appareil dont la description peut être résumée ainsi qu'il suit : une gouttière retenue en haut par un brassard est placée à la face antérieure du bras; ce brassard qui passe immédiatement au-dessus du fragment supérieur a un autre but que celui de fixer la gouttière; à l'aide de liens qui en partent et sont noués entre le pouce et l'index, il tend à être abaissé, et par conséquent en même temps que lui, le fragment supérieur est entraîné en bas.

M. le professeur Richet emploie, pour les fractures de l'olécrâne, l'appareil à l'aide duquel il traite les fractures de la rotule.

Un bandage inamovible en stuc est appliqué sur l'avant-bras, placé dans la demi-flexion et remonte jusqu'à la partie moyenne du bras; une ouverture est ménagée au niveau du coude de manière à laisser complètement libres les parties avoisinant l'olécrâne et la partie supérieure du cubitus. La partie la plus importante de cet appareil consiste en bandes élastiques qui, passant derrière le fragment supérieur, sont ramenées sur l'avant-bras de manière à exercer sur l'olécrâne une traction qui la fait se mettre en contact avec le fragment inférieur.

Cet appareil, d'une efficacité incontestable, a l'immense avantage d'exercer une traction que l'éminent chirurgien, qui le met en pratique, règle suivant la force nécessaire à produire la coaptation des surfaces de la fracture. Cette traction est graduelle et continue, ce qui est très-favorable pour la formation d'un cal osseux. Grâce à la fenêtre ménagée dans l'appareil inamovible, on peut constater sans rien déranger le point d'application des bandes élastiques et les remettre en place si la direction qu'elles impriment au fragment supérieur n'était pas favorable à une bonne consolidation. Enfin la position qu'a le membre est très-avantageuse.

Si cependant le chirurgien reconnaît que l'immobilité produira presque inévitablement l'ankylose, comment doit-il traiter la fracture ? Dans les cas où l'écartement est nul, ou limité et incapable d'être augmenté, la demi-flexion avec une certaine liberté des mouvements du coude est certainement préférable à tout traitement qui risquerait de produire la rigidité définitive de l'articulation.

Mais quand l'écartement augmente dans la flexion, qu'il dépasse deux centimètres, le chirurgien n'a-t-il aucun moyen d'assurer une consolidation avantageuse au malade, tout en évitant une terminaison aussi funeste.

C'est le problème qu'eut à résoudre M. Pingaud, à propos d'un malade dont nous donnons l'observation.

Cet homme, qui venait d'avoir le coude immobilisé pendant six semaines, était très-exposé à avoir de l'ankylose, si son membre était de nouveau maintenu sans mouvements pendant le temps nécessaire à la guérison de sa fracture.

C'est alors que M. Pingaud imagina d'utiliser la pointe de Malgaigne modifiée par M. Ollier pour les fractures de la jambe. Un arc métallique cylindrique et de la grosseur d'une plume à écrire est terminé par des extrémités aplaties et étalées. Il supporte en son milieu une pointe mobile grâce à une articulation qui existe entre elle et l'arc ; elle glisse à frottement dans une coulisse où une vis de pression la fixe au point qu'on juge convenable.

Les branches de l'arc métallique sont fixées dans un appareil plâtré qui entoure l'avant-bras à demi-fléchi. La pointe de la tige métallique est enfoncée dans la partie postérieure de l'olécrâne et pousse cette éminence en avant jusqu'à ce qu'elle rencontre le fragment inférieur.

Les avantages de cet appareil sont très-grands. En effet,

il maintient dans un contact parfait les deux surfaces osseuses; et, en même temps, on peut imprimer à l'articulation du coude des mouvements qui sont limités à la vérité, mais qui suffisent pour prévenir l'ankylose. Il est possible, de plus, pendant tout le temps du traitement, de surveiller la région du coude; si des solutions de continuité avaient été produites, on ne peut pas nier qu'il soit avantageux de constater leur état, de s'assurer que rien de grave n'est à redouter.

Cet appareil serait donc avantageusement appliqué chez les vieillards, les enfants, les rhumatisants ; il nous paraît devoir être préféré quand la fracture a été accompagnée d'une violence assez forte pour produire une arthrite, assez intense pour que la rigidité articulaire soit inévitable.

Quant à la présence de la pointe dans les tissus, elle n'a produit aucun accident sérieux.

Cependant nous ne voudrions pas sur ce fait seul, et sur celui de M. Rigaud que nous citons plus loin, affirmer que ce traitement est toujours plein d'innocuité. Il nous semble que les pointes métalliques introduites au voisinage d'une articulation peuvent être suivies d'accidents trop sérieux pour appliquer ce traitement à toutes les fractures de l'olécrâne.

CHAPITRE VII

Observation I.— Le 17 septembre 1874, L .., sapeur-pompier, âgé de 25 ans, tomba, d'une hauteur de 5 mètres, sur la toiture vitrée d'un atelier, et de là sur le sol : grand nombre de petites plaies contuses à la face et aux mains, produites par les éclats du vitrage; douleur violente au coude gauche avec impuissance immédiate et presque absolue du membre. A son entrée, le gonflement était très-considérable; le membre fut placé dans une gouttière et enveloppé de compresses imbibées d'eau alcoolisée.

Le lendemain, on reconnut une fracture de l'olécrâne, et on laissa le membre dans la gouttière, attendant, pour appliquer un appareil, que la tuméfaction eût disparu.

Le gonflement diminue à peine les jours suivants; des symptômes d'arthrite se manifestent, et, le 25 septembre, on applique des sangsues, et on enveloppe le coude de fomentations de sureau.

Puis les douleurs cessent et la tuméfaction diminue insensiblement.

Le 28. L'olécrâne, abaissé avec une bandelette de diachylon, est placé dans une position intermédiaire entre l'extension et la demi-flexion, et immobilisé dans cette position à l'aide d'une attelle antérieure de carton et d'un bandage roulé.

M. Pingaud, professeur agrégé, prit le service le 20 octobre. Remarquant que l'appareil était devenu trop lâche, par suite de la disparition du gonflement, il l'enleva. Et comme les fragments s'affrontaient facilement quand le membre était dans l'extension, et que le supérieur était très-mobile, il l'immobilisa dans cette position à l'aide d'attelles plâtrées; une autre petite attelle maintenait très-exactement la coaptation des fragments.

L'appareil fut maintenu jusqu'au 31 octobre et enlevé à cette date à cause de l'immobilité de longue date (quarante et un jours), pour faire exécuter quelques mouvements à l'articulation.

Les mouvements étaient très-limités dans le sens de la flexion; une rainure oblique en bas et en dehors et indiquant le siége de la fracture, et pouvant à peine admettre l'extrémité de l'ongle, existait entre les fragments, à 3 centimètres au-dessous du sommet de l'olécrâne; le fragment olécrânien était complètement immobile sur le cubitus; il était impossible de lui imprimer des mouvements de latéralité.

Le membre fut soumis aux douches de vapeur, à la friction, aux mouvements modérés. Déjà on allait atteindre la demi-flexion, quand, le 14 novembre, dans un mouvement un peu brusque pour fléchir l'avant-bras, un craquement se fit entendre : le cal était rompu. Ce craquement très-fort, très-distinctement entendu, donna la sensation d'une rupture non pas fibreuse, mais osseuse. Les fragments s'écartèrent de plus de $0^{m},01$. L'écartement augmentait par la flexion.

On ne put se résoudre ni à mettre l'appareil à extension complète, ni à voir se produire un cal fibreux de plus de $0^{m},02$ avec la demi-flexion comme position du membre.

C'est alors que fut imaginée la pointe que nous avons décrite. Cet appareil permettait d'imprimer au membre les mouvements permettant la demi-flexion et l'extension, sans que les fragments s'écartent. Il fut appliqué le 15 novembre.

La pointe a été introduite presque sans douleur; elle a donné lieu, après les premiers moments, à une sensation d'engourdissement; la peau, qui a été tirée en bas avant l'introduction de la tige, pour ne pas être tiraillée dans les mouvements de flexion, est fortement déprimée; le membre est abandonné dans la demi-flexion sur un coussin.

Les jours suivants aucune douleur; le malade faisait lui-même mouvoir son bras. Le septième jour, se forma, au-dessous de la pointe, sur la peau, qui tendait à remonter, une petite eschare qui n'avait pas 0^m,001 d'épaisseur. Le 24, l'eschare était éliminée.

Jusqu'au 6 décembre, jour où fut enlevé l'appareil, le tout resta dans le même état satisfaisant; il n'y avait qu'un peu de rougeur et d'empâtement autour de la pointe.

Les fragments restent en contact; le membre est placé dans la demi-flexion. Le 15, M. Pingaud recommande au malade de se servir de son membre avec de grandes précautions. Un intervalle de 2 lignes existe entre les fragments. Sans cependant affirmer que le cal était osseux, on était en droit d'espérer que sa brièveté ne gênerait en rien les mouvements.

Quand, le 7 janvier, le malade tombe sur le côté, mais, pour se retenir, étend avec force son bras, et de nouveau la fracture se reproduit: dans la demi-flexion il y a un écartement de deux travers de doigt. Le fragment supérieur est taillé en bas et en arrière; la fracture siége à la partie moyenne, empiétant toutefois en dehors sur la base de l'apophyse.

C'est pour ce malade que l'appareil en gutta que nous avons décrit fut appliqué. Cet appareil fut appliqué pendant douze jours. Le malade a aujourd'hui un cal fibreux d'environ 0^m,015: les mouvements sont limités: l'extension complète est impossible, et l'avant-bras peut à peine atteindre la demi-flexion. Depuis que nous l'observons, le malade paraît n'avoir aucune amélioration dans la motilité du coude. Les muscles de tout le membre, mais surtout le triceps, sont apparemment atrophiés.

Cette observation est intéressante à plusieurs points de vue ; nous voyons que l'extension complète, qui fut maintenue pendant onze jours, ne donna pas lieu à des douleurs trop violentes, puisque le malade ne s'en plaignit pas. Elle prouve que la diminution de la raideur, qui était très-accentuée au moment où l'appareil fut enlevé, fit des progrès peu rapides, il est vrai, mais très-marqués, puisque le quatorzième jour il pouvait mettre le membre dans la demi-flexion. Chez lui, le cal, quoique osseux très-probablement puisque l'olécrâne ne subissait aucun mouvement sur le cubitus, que l'extension était complète et que, quand il se rompit, il produisit un craquement très-manifeste, se brisa, cinquantre-trois jours après l'application de l'appareil. Faisons remarquer aussi qu'en vingt et un jours d'application la pointe métallique ne donna lieu qu'à une eschare insignifiante. Mentionnons aussi que malgré la coaptation exacte des fragments, le cal fut cependant fibreux; mais on sait que le malade était dans des conditions exceptionnelles, et qu'il est rare de voir des fractures de l'olécrâne se succéder ainsi.

Obs. II. — Can (Eugène), 60 ans, commissionnaire très-vigoureux, glisse, le 16 octobre 1875, sur un escalier, et tombe sur le coude droit, de la hauteur de 0m,50 environ; il ne sentit pas de craquement, mais peu d'instants après la chute, la région sur laquelle avait porté la violence se tuméfia assez rapidement; il put cependant continuer à se servir de son bras, mais seulement tout déploiement de force un peu considérable lui était très-douloureux.

Le 8. Nouvelle chute sur le coude; il eut immédiatement de l'impuissance du membre.

Le 9. Il se présenta à la consultation de M. le professeur Simonin (de Nancy), à l'hôpital Saint-Léon. On constate de l'œdème de la main et de l'avant-bras du côté malade, des traces d'ecchymoses autour du coude; flexion douloureuse, mais possible, extension impossible. Le coude est tuméfié, ce qui masque la déformation de saillies articulaires. A la palpation, on remarque que l'olécrâne est mobile, l'écartemen, permet de sentir la crépitation; dans l'espace qui sépare les deux fragments, on peut introduire la pulpe du doigt. C'est donc une fracture de l'olécrâne que l'on reconnaît siéger à la partie moyenne

Compresses d'eau blanche pendant quarante-huit heures; le 11 octobre, application de l'appareil de Desault. Trente jours après, on enlève le bandage; l'articulation est très-douloureuse quand on imprime des mouvements; la demi-flexion ne peut pas être obtenue; l'extension est incomplète. Massage et mouvements passifs matin et soir. Le malade peu à peu put assez mouvoir son avant-bras pour qu'il lui fût possible de reprendre son service. Il sortit de l'hôpital le 6 janvier 1875; à ce moment, il atteignait facilement la flexion à angle droit, mais pour la dépasser il était obligé de l'aider de l'autre bras.

Nous l'examinons le 21 mars, et nous le trouvons dans l'état suivant : main rouge, un peu œdématiée du côté malade, muscles légèrement atrophiés, pronation et supination s'exécutant complètement et sans douleur; la demi-flexion est dépassée, et la main peut avec difficulté atteindre le sommet de la tête. Force du membre diminuée; cependant il peut encore soulever un poids de 20 kilogr. Il fait son service, porte des fardeaux assez lourds sans souffrance dans le coude, à moins de grande fatigue.

Nous constatons, en outre, que l'olécrâne est un peu plus volumineux que celui du côté opposé; un peu au-dessous de sa partie moyenne se sent une dépression de $0^m,005$, à peu près aussi étendue en dehors qu'en dedans. Si on appuie sur cette dépression, on tombe immédiatement sur une partie dure, résistante, inextensible, permettant cependant quelques mouvements de latéralité au fragment supérieur.

Cette observation nous prouve que l'appareil à extension incomplète n'a pas empêché la raideur articulaire d'être très-opiniâtre, après une immobilisation de trente jours, puisque quatre mois et demi après l'emploi du traitement de Desault les mouvements sont encore limités, mais cependant augmentent un peu chaque jour.

Obs. III (1). — André Richet, cordonnier de Strasbourg, 46 ans, entré à l'hôpital dans le service de M. le professeur Rigaud, le 2 janvier 1849. Se promenant les mains dans les poches, il tomba sur le sol glacé, et se fractura l'olécrâne gauche.

Le 20, quand toute tuméfaction eut disparu, l'appareil de M. Rigaud fut appliqué jusqu'au 3 février. Il resta donc appliqué pendant quatorze jours. On ne constata aucune trace d'inflammation au lieu d'implantation des pointes; on sent un cal osseux, saillant, placé transversalement sur l'olécrâne; mouvements de flexion très-légers; la pronation, sans être complète, décrit un quart de cercle. Le malade sort complètement guéri, et avec une entière liberté de tous les mouvements.

Nous avons tenu à citer le résumé de l'histoire de ce

(1) Thèse de Strasbourg, 1868. André.

blessé après la précédente parce qu'elle montre que, malgré l'extension complète, les mouvements ont reparu et étaient normaux quand le malade quitta l'hôpital. Faisons remarquer aussi que le cal était osseux au bout de quatorze jours, et que le malade ne s'est aucunement plaint des douleurs qu'auraient pu lui causer l'extension complète et les pointes métalliques.

Obs. IV. — Thécla Mattler, 48 ans, entrée à l'hôpital de Strasbourg le 3 décembre 1858. La veille chute sur le côté gauche; forte douleur au coude; la position naturelle est la demi-flexion; l'extension active est possible, mais très-douloureuse.

Gonflement trop considérable pour reconnaître la direction de la fracture. Membre dans la demi-flexion; cataplasmes émollients. Tuméfaction disparue après cinq jours. Alors on constate un écartement de 0m,005, presque transversal, cependant un peu oblique en haut et en dedans; il siége tout à fait à la base de l'olécrâne. Extension complète dans une gouttière en carton rendue rigide par un enduit d'amidon; bandage roulé. L'appareil est enlevé dans les premiers jours de janvier 1859 : dépression presque imperceptible entre les fragments, olécrâne immobile sur le cubitus, mouvements un peu difficiles; la malade sort le 10 janvier, et revient le 21. Elle avait recouvré toute la liberté de son articulation; seules la pronation et la supination se faisaient encore avec lenteur.

Voici donc une femme qui, malgré sa fracture, pouvait étendre l'avant-bras sur le bras, qui, comme dans l'observation III, a été traitée par un appareil à extension complète, qui est resté appliqué un mois à peu près ; chez elle la réunion a eu lieu par un cal osseux, et, malgré la durée de l'application de l'appareil, dans l'espace de douze jours les mouvements de l'articulation huméro-cubitale avaient repris toute leur liberté.

Obs. V.— André Valter, 51 ans, entré, le 8 avril 1844, à l'hôpital civil de Strasbourg; fit, trois semaines auparavant, une chute sur l'épaule gauche. Mouvements bornés dans l'épaule et autres symptômes indiquant une fracture de l'humérus; gonflement très-fort du coude ne permettant de diagnostiquer la fracture de l'olécrâne que le 24 avril, c'est-à-dire seize jours après l'accident; rainure étroite entre les fragments, dont le supérieur a basculé en arrière; crépitation manifeste, mobilité très-grande dans la flexion du fragment supérieur; la fracture siége à la base de l'olécrâne.

Le 27. Le gonflement a disparu assez pour permettre d'immobiliser le membre dans l'extension, à l'aide d'un bandage amidonné.

Au bout de cinq jours (1er mai) on enlève l'appareil, parce que le malade se plaint de douleur à l'endroit de la fracture; on ne trouve rien pour la justifier. Extension nouvelle.

Le 4. Mobilité moins grande du fragment supérieur, bandage amidonné.

Le 18. Mobilité persistante; malgré le bandage amidonné, le malade fléchit le bras; attelle antérieure fixée par un bandage roulé. Cet appareil n'est enlevé que le 15 juin : plus de mobilité, pas d'intervalle sensible entre les fragments; seulement, le fragment supérieur étant basculé en arrière, l'une des extrémités en contact débordel 'autre. Bandage roulé, écharpe.

Le 22. On constate un intervalle de plus d'un centimètre entre les fragments, sans cause connue. Ennuyé d'un long séjour à l'hôpital, le malade sort le 4 juillet.

Comme nous l'avons dit, à propos du diagnostic, on voit que le gonflement peut empêcher de poser un diagnostic certain. Cette observation, qui ne mentionne pas l'état des mouvements du coude après vingt-neuf jours d'extension complète, est une preuve, comme d'ailleurs un autre cas que nous citerons plus loin, que le cal, quoique déjà assez ancien, peut s'allonger cinq jours après que l'appareil a été enlevé; que, comme dans le cas rapporté par M. Robert, dans les fracture de la base, l'olécrane subit un mouvement de bascule, son bord postéro-inférieur faisant saillie sous la peau.

Obs. VI (1).— Souquet (François), 24 ans, entré à l'hôpital maritime de Toulon le 1er février 1866. Tombe sur le coude; douleur vive, im-

(1) Thèse de Paris, 1874.

médiate, extension impossible, flexion difficile et douloureuse. Tuméfaction marquée s'étant produite rapidement et ayant empêché d'établir le diagnostic deux heures après l'accident. Le troisième jour, seulement, on peut reconnaître une fracture de la base de l'olécrâne; l'écartement d'un demi-centimètre environ dans l'extension, dépasse 2 centimètres dans la flexion forcée. Ecchymoses surtout à la partie exterme du coude. Applications résolutives; au bout de trois jours, application de l'appareil de Desault: le bandage est laissé en place pendant trois semaines. Réunion complète, mais fibreuse, le 3 mars. Rainure facilement sentie entre les fragments; raideur articulaire faible. Mouvements communiqués et gymnastique du bras droit. Sort le 20 mars; les mouvements actifs étaient étendus, la force du membre un peu plus faible. Il reprend son service, et revient le 20 avril; la force et les mouvements du membre avaient diminué, l'écartement avait augmenté notablement, le fragment supérieur était devenu mobile. Sortie le 17 mai: l'olécrâne tient au cubitus par un tissu fibreux très-peu sensible, et reste légèrement mobile.

Nous avons voulu rapprocher cette observation de la précédente, car, comme chez Valter, le cal qui paraissait parfaitement solide a été augmenté en longueur par un travail qui, paraît-il, fut modéré.

Obs. VII (1). — Troïdec (Pierre), matelot, entré à l'hôpital de Toulon le 18 septembre 1866. Chute sur le coude gauche dans un escalier, le jour même. Douleur vive dans l'articulation, craquement senti au moment de la chute; avant-bras demi-fléchi, ne peut pas être mis en mouvement; tuméfaction. Diagnostic : Fracture de la base de l'olécrâne. Extension modérée depuis le 25 septembre jusqu'au 20 octobre (vingt-cinq jours). La consolidation est parfaite; aucun écartement entre les fragments. Raideur articulaire peu marquée.

Obs. VIII (2). — Durand (Étienne), 39 ans, journalier, entre à l'hôpital de la Marine le 25 avril 1868. Chute d'une hauteur de 5 à 6 mètres. Plaies à la tête, à la jambe droite... Avant-bras dans la demi-flexion,

(1) Thèse de Paris, 1874.
(2) Thèse de Paris, 1874.

mouvements spontanés abolis, très-douloureux quand on meut l'avant-bras; gonflement très-considérable du coude, fracture comminutive de l'olécrâne; le membre est placé dans la demi-flexion dans une gouttière, et soumis aux irrigations froides. Le traitement est continué jusqu'au 7 mai (vingt-huit jours) la tuméfaction a disparu; bras immobilisé dans la demi-flexion. L'appareil est enlevé le 31 mai; la fracture est consolidée; aucun intervalle n'existe entre les fragments. Il y a de la raideur et des craquements dans l'articulation; mouvements spontanés et communiqués possibles dans une certaine étendue. Après un exercice prolongé, la flexion ne dépasse pas l'angle droit. L'extension est même incomplète. Sort le 15 juin.

Cette observation et la précédente sont deux exemples de consolidation osseuse, la première obtenue dans des conditions normales, pour aisi dire ; la seconde, au contraire, a pu se faire dans la demi-flexion et, malgré la gravité de la fracture, qui était comminutive.

Obs. IX. (1) — Cosmio, matelot autrichien. L'olécrâne, dans les premiers jours de juin, est brisé par un coup de bâton. N'est pas traité à bord. Entre à l'hôpital maritime le 6 juin 1859 : l'extension est incomplète, la flexion n'est pas gênée. On reconnaît une fracture de l'olécrâne transversale, et guérie par un cal fibreux d'un centimètre et demi.

Le résumé succinct de l'histoire de ce malade montre, comme nous l'avons dit quand nous avons traité des terminaisons, que, même sans traitement, cette fracture est susceptible de guérison.

Obs. X (2). — W. B., 37 ans, entre à l'hôpital, pour y être soigné d'un hygroma suppuré du coude. Ce cas fut intéressant parce que le malade s'était fracturé longtemps auparavant les deux olécrânes, e rompu le tendon d'Achille.

Dix ans auparavant, il tomba sur le coude droit, du haut des agrès d'un navire de 8 à 10 pieds de haut; les os furent séparés immédiate-

(1) Thèse de Paris, n° 316, 1874.
(2) Lancet, p. 159.

ment après l'accident; le membre fut placé dans l'extension; il se débarrassa de son appareil au bout de trois semaines, sans avoir revu le médecin. Depuis ce temps, il n'a jamais pu tenir le membre malade complètement étendu. Le triceps du bras est atrophié, et n'agit pas quand le malade essaie d'étendre le bras. Un intervalle d'un pouce au moins sépare les fragments.

Cinq ans plus tard, il se fractura l'olécrâne gauche dans un accident semblable. Il pense que les os furent écartés aussi fortement que dans la première fracture. Son membre fut étendu pendant six semaines, après lesquelles il reprit aussitôt le parfait usage de son membre. Le triceps est très-fort; le fragment paraît avoir eu une direction oblique; il y a une union fibreuse très-forte.

Dix-huit mois après, il se rompit letendon d'Achille droit.

Cette observation, publiée par M. Hutchinson et dont nous devons la traduction à l'obligeance de notre maître, M. le professeur agrégé Pingaud, est une preuve que même par l'extension complète, le cal osseux ne peut pas toujours être obtenu. Nous ne voulons pas parler de la première fracture de l'olécrâne, car, le malade n'ayant pas été revoir son médecin, l'appareil a pu se relâcher et devenir incapable de retenir les fragments et de maintenir l'extension; ce que nous disons s'applique à la dernière fracture qui a été parfaitement observée chaque jour.

Avant de terminer faisons remarquer que, malgré une extension complète de six semaines les mouvements du membre se sont reproduits aussitôt.

Si nous comparons le résultat obtenu au point de vue des mouvements qui restent dans l'articulation après tel ou tel appareil, nous constatons que, après trente et un jours d'application du traitement de Desault, les mouvements étaient tellement limités que, quatre mois et demi après le moment où le membre fut sorti de l'appareil, une partie seulement des mouvements pouvait être effectuée (obs. II); qu'après trente jours d'extension incomplète l'articulation était assez raidie pour que, plus,d un mois et demi après l'accident, les mouvements spontanés quoique étendus ne fussent cependant pas complets; qu'après trente jours de demi-flexion, au bout de soixante-dix jours, l'extension et la flexion étaient encore limitées; mais il faut remarquer que chez ce malade la fracture de l'olécrâne était comminutive, et que le résultat obtenu était très-heureux (obs. VIII).

Si nous rapprochons de ces cas ceux dans lesquels l'extension a été complète, nous trouvons des résultats beaucoup plus favorables. Ainsi, après l'application de l'appareil de M. Rigaud pendant quatorze jours, les mouvements étaient normaux à la sortie du blessé, mais on ne dit pas quand il quitta l'hôpital (obs. III). Dans un autre cas (observ. IV), après trente jours d'extension complète, le coude avait pu cependant exécuter tous les mouvements au bout de trois jours. Mais ailleurs quand, après quarante jours d'extension, le malade sortit, nous ne trouvons rien qui ait rapport à l'état de la mobilité de l'articulation (obs. V). Au contraire, dans deux autres faits (obs. VII et X), après vingt-cinq jours pour l'un et quarante-deux jours pour le second d'extension complète, le membre avait chez le premier blessé très-peu de raideur; chez le second malgré la longue durée de l'application de l'appareil les usages du coude étaient parfaits.

Nous n'avons pas parlé du malade de l'observation I, parce que nous voulions faire remarquer qu'après un traitement dans la demi-extension, qui dura vingt-trois jours, il n'y eut pas de consolidation; et qu'en onze jours d'affrontement des fragments la consolidation osseuse fut obtenue. Ce qui fait supposer qu'aucune réunion fibreuse n'existait encore entre les fragments.

Quant à la première fracture du malade dont parle M. Hutchinson, nous ne voulons pas la faire rentrer dans le cadre des fractures traitées par l'extension complète, car le malade n'ayant plus eu aucun soin après l'application de son appareil, il est permis de supposer que le mauvais résultat obtenu était dû à ce que le bandage s'était dérangé et ne remplissait plus les indications.

A. Parent, imprimeur de la Faculté de Médecine, rue M.-le-Prince, 31.

www.ingramcontent.com/pod-product-compliance
Ingram Content Group UK Ltd.
Pitfield, Milton Keynes, MK11 3LW, UK
UKHW020444230726
13925UKWH00004B/1800